BEI GRIN MACHT SICH IHR WISSEN BEZAHLT

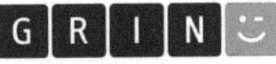

Bibliografische Information der Deutschen Nationalbibliothek:

Die Deutsche Bibliothek verzeichnet diese Publikation in der Deutschen National-
bibliografie; detaillierte bibliografische Daten sind im Internet über http://dnb.d-
nb.de/ abrufbar.

Impressum:

Copyright © 2013 GRIN Verlag
Druck und Bindung: Books on Demand GmbH, Norderstedt Germany
ISBN: 9783656403036

Dieses Buch bei GRIN:

https://www.grin.com/document/212137

Cathy Grohmann

Public Reporting im Gesundheitswesen

Gemeinsamkeiten, Unterschiede und Optimierungsansätze ausgewählter (PR)-Instrumente

GRIN Verlag

GRIN - Your knowledge has value

Der GRIN Verlag publiziert seit 1998 wissenschaftliche Arbeiten von Studenten, Hochschullehrern und anderen Akademikern als eBook und gedrucktes Buch. Die Verlagswebsite www.grin.com ist die ideale Plattform zur Veröffentlichung von Hausarbeiten, Abschlussarbeiten, wissenschaftlichen Aufsätzen, Dissertationen und Fachbüchern.

Besuchen Sie uns im Internet:

http://www.grin.com/

http://www.facebook.com/grincom

http://www.twitter.com/grin_com

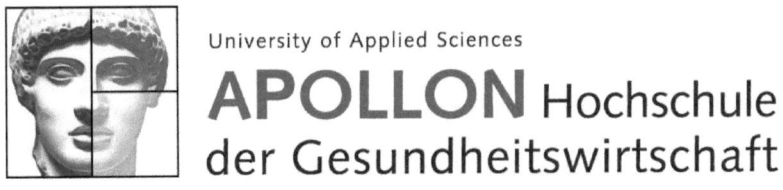

University of Applied Sciences

APOLLON Hochschule
der Gesundheitswirtschaft

Hausarbeit im Modul
„Versorgungsmanagement"

„Ein Vergleich ausgewählter
Public Reporting (PR)-Instrumente
im Gesundheitswesen"

Erstellt von:

Cathy K. Grohmann

Abgabedatum: 21. Februar 2013

Inhaltsverzeichnis

I Abbildungsverzeichnis

II Abkürzungsverzeichnis

AOK - Allgemeine Ortskrankenkassen

AQUIK - Ambulante Qualitätsindikatoren und Kennzahlen

BAG - Bundesarbeitsgemeinschaft

CSRS - Cardiac Surgery Reporting System

DIN EN ISO - Deutsches Institut für Normung - Europäische Normen - Internationale Organisation für Normung

EBM - Einheitlicher Bewertungsmaßstab

GKV - Gesetzliche Krankenversicherung

HCFA - Health Care Financing Administration

HVM - Honorarverteilungsmaßstab

KVK - Krankenversicherungskarte

MDS - Minimum Dataset Repository

NHS - National Health Service

OSCAR - Online Survey, Certification and Reporting

PR - (im Kontext dieser Hausarbeit ausschließlich gemeint) Public Reporting

QEP - Qualität und Entwicklung in Praxen

SGB V - Fünftes Sozialgesetzbuch - Gesetzliche Krankenversicherung

SGB XI - Elftes Sozialgesetzbuch - Soziale Pflegeversicherung

UK - United Kingdom

USA - United States of America

vzbv - Verbraucherzentrale Bundesverband e.V.

1 Einleitung, Zielsetzung & Fragestellung der Thematik

Das deutsche Gesundheitswesen bietet seinen Patienten kaum Informationsmöglichkeiten bzgl. der Qualität von medizinischen Leistungserbringern. Dieses Informationsdefizit hat bspw. der Arztnavigator der AOK, das Projekt AQUIK der Kassenärztlichen Bundesvereinigung oder die Pflegenoten im Pflegebereich erkannt. Durch veröffentlichte Qualitätsdaten (Public Reporting) werden einerseits die Qualitätsverbesserung und andererseits die Patientenflusssteuorung vorfolgt. PR ist in den USA entstanden und findet immer mehr Anklang in anderen Ländern. Im Laufe der Zeit haben sich unterschiedliche PR-Instrumente entwickelt, die auf Stärken und Schwächen geprüft werden können, um Ansätze für Optimierungen herauszukristallisieren. Die Zielsetzung dieser Hausarbeit ist es, einen Überblick der verschiedenen deutschen und internationalen Public Reporting (PR)- Instrumente zu schaffen: Nursing Home Compare (USA), New York State Cardiac Surgery Reporting System (USA), iWantGreatCare (UK), NHS Choices (UK), Pflegenoten (D) und die „Weisse Liste" (D), die Gemeinsamkeiten und Unterschiede herauszuarbeiten sowie Optimierungsansätze der deutschen Public Reporting (PR)-Instrumente darzustellen.

2 Theoretischer Hintergrund der Thematik

Public Reporting (oder Public Disclosure) fällt unter die Systematik der nicht monetären Anreizsysteme, mit der Intention, Gesundheitsleistungsanbieter zu motivieren, ihre Qualifikationen und Leistungsfähigkeit öffentlich zu belegen und bewerten zu lassen.

Der Ansatz, die Qualität in der medizinischen Versorgung durch Vergleiche anzuheben, ist nicht neu. *„Der vermutlich weltweit erste systematische vergleichende Bericht von Daten über Krankenhausqualität wurde in London (England) zu Beginn der 1860er durch Arbeiten von Florence Nightingale publik, durch den große Unterschiede zwischen den Mortalitätsraten von Patienten verschiedener Londoner Krankenhäuser offenbart wurden"*.[1] Das

---

[1] Schwartze, David Martin (2007),
http://docserv.uni-duesseldorf.de/servlets/DerivateServlet/Derivate-7888/DissEignung.pdf , S. 7 (abgerufen am16.02.2013)

„Benchmarking" begann dann in den 1980er Jahren in den USA und in den 1990er in Großbritannien. Allerdings wurden diese Informationen noch nicht veröffentlicht und konnten potentiellen Patienten daher nicht als Wahlkriterium dienen. Die Health Care Financing Administration (HCFA) machte 1987 zum ersten Mal vergleichende Mortalitätsraten in Krankenhäusern öffentlich.[2]

Um die optimale Klinik oder den besten Arzt auswählen zu können, benötigen Patienten verlässliche Informationen. *„Die Qualitätsinformationen zu niedergelassenen Ärzten, Fachspezialisten, Kliniken und Gesundheitseinrichtungen verfolgen das Ziel, Patienten eine Orientierungs- und Entscheidungshilfe zu geben, um den »geeignetsten« Leistungserbringer wählen zu können."*[3] Die Informationen stammen aus vielfältigen Quellen:

- unabhängige Ärztelisten, z. B. die FOCUS-Ärzteliste,

- Zertifikate wie DIN EN ISO oder QEP,

- Klinikführer und -navigatoren, z. B. die „Weisse Liste", TK-Klinikführer,

- unabhängige Qualitäts- oder Testberichte,

- die Veröffentlichung konkreter Qualitätsdaten der Leistungserbringer, z. B. über die Häufigkeit von Komplikationen.

Das Internet stellt im heutigen Zeitalter eine wichtige Informationsquelle für Patienten dar. Im Hinblick auf das Gesundheitswesen steht den Patienten hier ein breitgefächertes Angebot von Antworten über ihre unterschiedlichsten medizinischen und pflegerischen Fragen zur Auswahl. Jedoch bringt diese Informationsvielfalt auch ihre Nachteile mit sich, nicht immer sind die Informationen seriös und qualitativ fundiert. Leistungserbringer können durch hochwertig aufbereitete Präsentationen für Patienten und Interessierte auf sich aufmerksam machen und Patienten helfen, sich im Web-Dschungel „2.0" zu orientieren bzw. sich für die ihnen am meisten zusagenden und entsprechenden medizinischen Leistungsbringer zu entscheiden.

---

[2] ebenda

[3] http://www.andreas-meusch.de/resources/Nomos31_p4p.pdf (abgerufen am 17.02.2013)

21.02.2013

3 Methodisches Vorgehen in der Aufarbeitung der Thematik

Zum Thema „Public Reporting (PR)-Instrumente" sollen aktuelle Literatur-standards berücksichtigt werden. Wissenschaftliche Ausarbeitungen sind auf dem deutschen Markt kaum vorhanden, was zum Teil der Aktualität der Thematik geschuldet ist. Somit muss der deskriptive Ansatz der PR-Instru-mente auf Präsentationen, Pressemitteilungen, Internetauftritten (bspw. der „Wissen Liste" etc.) basieren. Das Ziel der Hausarbeit ist der überblickartige Vergleich der ausgewählten Public Reporting (PR)-Instrumente durch die o. g. Literatur- und Quellenrecherche mit einem Ausblick, der Ausarbeitung von Vor- und Nachteilen, eventuellen Gemeinsamkeiten der PR-Instrumente, welche Instrumente für den deutschen Markt in Zukunft als erfolgsverspre-chend angesehen werden und in welcher Methode diese Informationsquel-le(n) den besten Zugang für Patienten und Interessierte bieten können (bspw. durch Internetauftritte, Informationsbroschüren, zentrale Anlaufstel-len, Information seitens der Haus- und Fachärzte etc.), da m. E. diese Art von Informationsquelle in einer Zeit von zunehmenden Auskunfts- und Bera-tungsbedarf[4] an Relevanz gewinnen wird.

4 PR-Instrumente im deutschen Gesundheitswesen

Nach Martin Emmert[5] sind die Beziehungen der Vertragspartner im Gesund-heitswesen Deutschlands klar geregelt. Die Abb. 1 stellt die Relationen für den ambulanten Bereich dar:

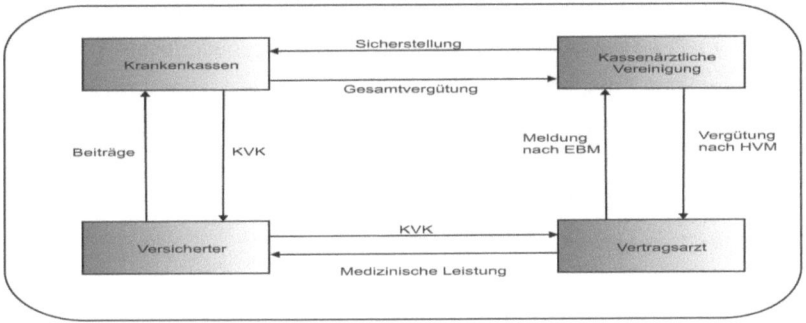

---

[4] durch Patienten, deren Angehörige, Interessierten etc.

[5] Emmert, Martin, Pay for Performance (P4P) im Gesundheitswesen: 2008, S. 51

21.02.2013

Abb. 1: Vertragliche und finanzielle Beziehungen in der ambulanten Versorgung[6]

Die Krankenkassen sind an Versorgung interessiert, die ihre Ressourcen schützt; die Kassenärztliche Vereinigung an einer Sicherstellung der Gesundheitsversorgung; der Hausarzt bemüht sich um seine Klientel, und der Versicherte, also der Patient, will und braucht eine seinen Bedürfnissen entsprechende medizinische bzw. psychologische Betreuung. Im Idealfall wählt der Versicherte einen Hausarzt. Nach § 76 SGB V besteht eine Wahlmöglichkeit, d.h. er kann unter den *„vertraglich zur ärztlichen Behandlung verpflichteten Ärzten und Zahnärzten, den zum ambulanten Operieren zugelassenen Krankenhäusern sowie den Einrichtungen nach § 75 Abs. 9 frei wählen"*[7]. Damit der Versicherte sein Wahlrecht in Anspruch nehmen kann, braucht er Informationen, die ihm seine Wahl ermöglichen. In Deutschland gibt es dazu insbesondere im Internet zahlreiche Möglichkeiten, von denen hier zwei erläutert werden sollen.

4.1 „Pflegenoten"

Der Spitzenverband der Gesetzlichen Krankenversicherung (GKV) hat nach dem Pflege-Weiterentwicklungsgesetz (2008) zusammen mit Vertretern der Leistungserbringer eine *„Bewertungssystematik nach Noten"*[8] veröffentlicht, die *„die für Verbraucher relevanten Prüfergebnisse der Medizinischen Dienste der Öffentlichkeit laienverständlich zugänglich"*[9] machen soll. Diese Noten sollen *„für mehr Transparenz bei den Angeboten von Heimen und Diensten sorgen. Auf einen Blick sollen Angehörige von Pflegebedürftigen"*[10] Vergleiche unter den Pflegeeinrichtungen anstellen können. Hier geht es also hauptsächlich um **stationäre Einrichtungen**, wenn auch 2008 *„Kriterien und*

---

[6] eigene Darstellung nach Emmert, M.

[7] § 76 SGB V Freie Arztwahl

[8] Pflegenoten,
http://www.gkv-spitzenverband.de/pflegeversicherung/qualitaet_in_der_pflege/pflegenoten/pflegenoten.jsp (abgerufen am 13.02.2013)

[9] ebenda

[10] ebenda

21.02.2013

die Bewertungssystematik zur Qualität der Pflegeheime nach § 115 Abs. 1a Satz 6 SGB XI sowie am 17. Dezember 2008 eine ebensolche Regelung für die **ambulante Pflege** vereinbart"[11] worden sind. Die Pflegenoten zwischen eins und fünf werden unter www.pflegenoten.de veröffentlicht, so besteht tatsächlich die Chance für Versicherte, einen Vergleich vorzunehmen. Bei der Einführung der Pflegenoten zwischen 2009 und 2011 wurden dazu „alle Heime und Dienste"[12] nach einer festgelegten Systematik geprüft. Indessen werden nicht alle Pflegenoten veröffentlicht, weil die Systematik angezweifelt und das komplette Verfahren in Frage gestellt wird. Unter www.pflegenoten.info ist die Diskussion dazu gut nachzuvollziehen, die ihren bisherigen Gipfel in der Forderung von Prof. Thomas Klie fand, der im März 2011 zusammen mit Franz J. Stoffer[13] ein Moratorium für die Vergabe von Pflegenoten forderte. Klie, Sozial- und Rechtswissenschaftler und Professor für öffentliches Recht und Verwaltungswissenschaft an der Evangelischen Hochschule Freiburg, beschäftigt sich seit den 1980er Jahren mit praxis- und politikrelevanten Fragen der Pflege und des Pflegerechts. Er bemängelt an den Pflegenoten das Fehlen valider „Grundlagen für Qualitätsindikatoren hinsichtlich der Ergebnisqualität in der Pflege"[14]. Es handele sich „um einen Großversuch"[15], den Verbrauchern werde „keine fundierte Orientierung ver-mittelt"[16].

In den Qualitätsprüfungen würde nur ein Teil der für die Pflegeheimbewohner und die ambulanten Pflegebedürftigen wichtigen Kriterien geprüft, so blieben nicht nur die „individuell erlebte Lebensqualität und Zufriedenheit"[17] sondern auch die Frage der freiheitsentziehenden Maßnahmen oder der sozialen Teilhabe außer Acht.

---

[11] ebenda

[12] ebenda

[13] Franz J. Stoffer ist Diplom-Volkswirt und Geschäftsführer der Caritas-Betriebsführungs- und Trägergesellschaft mbH (CBT)

[14] Nein zu Pflege-Noten, http://www.moratorium-pflegenoten.de/index.php/moratorium (abgerufen am 18.02.2013)

[15] ebenda

[16] ebenda

[17] ebenda

21.02.2013

Klie hält auch die Vertragspartner, die Pflegesatzparteien, für nicht geeignet, *„um unabhängig relevante Kriterien für die Lebens- und Versorgungsqualität zu definieren"*[18]. Verbraucherschutz sei nur durch Unabhängige möglich, den Pflegekassen werde *„in Fragen der Pflege eine hochproblematische Omnipotenz zugeordnet"*[19]. Pflege als marktabhängige Dienstleistung greife *„sowohl fachlich als auch gesellschaftlich und kulturell zu kurz. [...] Die Pflegenoten reduzieren Pflege auf eine Dienstleistung, gaukeln eine Souveränität der Kunden vor und gehen an den zentralen – infrastrukturellen – Entwicklungsaufgaben vorbei"*[20].

Darüber hinaus seien reine Noten ohne Aussagewert. *„Für relevant wird das erklärt, was geprüft wird"*.[21] Die Leistungserbringer würden wissen, wie gute Noten *„unabhängig von den Qualitätseffekten für die Pflegebedürftigen"*[22] zu erzielen seien. Man solle in die Mitarbeiter investieren *„und nicht in Prüfsysteme oder Zertifizierungen"*[23]. Schulnoten seien nicht nur nicht *„geeignet, sondern sogar irreführend"*[24]. Die Pflegenoten würden *„viel Zeit und Aufmerksamkeit"*[25] beanspruchen und *„von den eigentlichen Aufgaben in Heimen und Diensten"*[26] ablenken.

4.2 „Weisse Liste"

Mit der „Weissen Liste" hat die Bertelsmann Stiftung ein Informationsangebot aufgelegt, dass seit 2011 auch Patienten bei der Suche nach dem für sie am nächsten gelegenen oder am besten geeigneten Krankenhaus bzw. nach einem Hausarzt unterstützt.

---

[18] ebenda

[19] ebenda

[20] ebenda

[21] ebenda

[22] ebenda

[23] ebenda

[24] ebenda

[25] ebenda

[26] ebenda

21.02.2013

Neben der gemeinnützigen Bertelsmann-Stiftung sind die Bundesarbeitsge-meinschaft SELBSTHILFE (BAG Selbsthilfe), die Deutsche Arbeitsgemein-schaft Selbsthilfegruppen, das FORUM chronisch kranker und behinderter Menschen im PARITÄTISCHEN Gesamtverband, der Sozialverband VdK und die Verbraucherzentrale Bundesverband (vzbv) Träger des Projekts. Dank AOK und der Barmer GEK wurde das Projekt ab 2011 auch auf Arzt-praxen ausgedehnt.

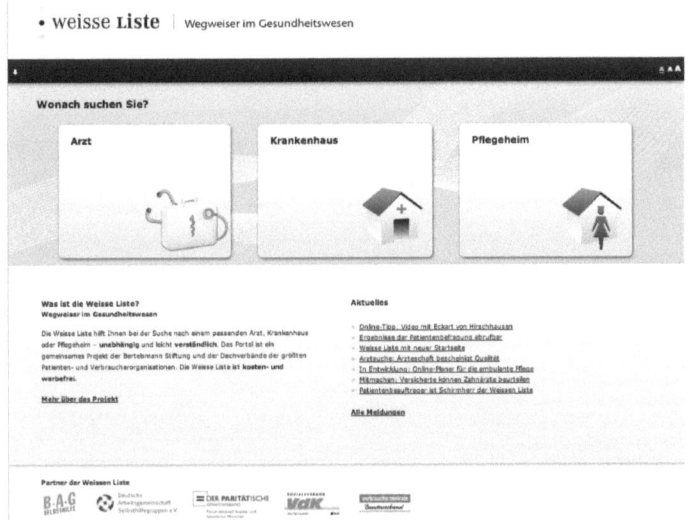

Abb. 2: Weisse Liste[27]

Das Projekt ist unter www.weisse-liste.de abrufbar. Für Verbraucher beson-ders interessant scheint die Möglichkeit, über einen „Facharzt-Dolmetscher" den Hintergrund der Berufsbezeichnungen zu eruieren, ein „Diagnosen-Dol-metscher" erklärt in einfachem Deutsch, was eine ärztliche fachsprachliche Diagnose bedeutet. Nach Eingabe einer Krankheitsbezeichnung bietet die Internetseite mehrere passende Fachgebiete an. Beispielhaft führt die Suche nach „Herzinfarkt" zu den Ergebnissen:

---

[27] weisse Liste, www.weisse-liste.de, (abgerufen am 13.02.2013)

21.02.2013

- **I20: Anfallsartige Enge und Schmerzen in der Brust - Angina pectoris**

  Angina pectoris, Drohender Herzinfarkt

- **I21: Akuter Herzinfarkt**

  Akuter Myokardinfarkt

- **I25: Herzkrankheit durch anhaltende (chronische) Durchblutungsstörungen des Herzens**

  Chronische ischämische Herzkrankheit, Alter Herzinfarkt

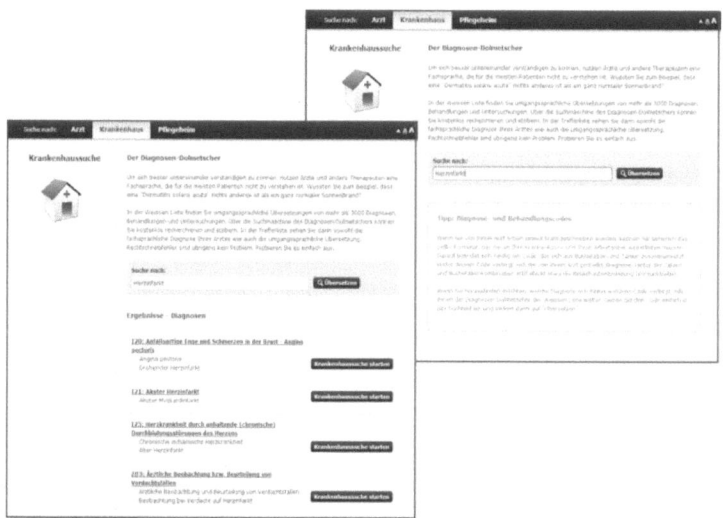

Abb.3: Suche nach Diagnose

Im unteren Abschnitt der Seite werden dann Ergebnisse nach Behandlungen und Untersuchungen ausgegeben:

- **5-374: Wiederherstellende Operation am Herzbeutel (Perikard) bzw. am Herzen**

  Rekonstruktion des Perikardes und des Herzens, Verschluss eines erworbenen Ventrikelseptumdefektes (z. B. nach Herzinfarkt)

Die Seite bietet dann die Suche nach einem Krankenhaus an, die nach der Eingabe der Postleitzahl und der gewünschten maximalen Entfernung ausgeführt wird. Die folgende Ergebnis-Maske lässt sich sortieren: nach Ausstattung, ärztlicher Qualifikation, Behandlungsprogrammen, Fallzahlen, Qualitätssicherung, Patientenzufriedenheit und mehr. Warum die Diagnosesuche nicht zu niedergelassenen Ärzten führt, ist der Autorin unklar. Sicher ist auch noch nicht, ob die Ärzteschaft weitgehend erfasst ist. Eine Pflegeheimsuche mit Pflegeheim-Checkliste runden das Internetangebot ab.

Die Daten der Seite stammen von den Qualitätsberichten der Krankenhäuser und von Patientenmeinungen. Diese bewerten die fachliche Kompetenz, das Verhältnis zu Ärzten und Pflegepersonal, den Service, den Behandlungserfolg und vor allem, ob sie das Krankenhaus weiter empfehlen würden.

5 Ausgewählte Internationale PR-Instrumente

Natürlich bietet der internationale Gesundheitsmarkt mehr als die hier beschriebenen PR-Systeme. Um jedoch einen Vergleich mit deutschen PR-Instrumenten herstellen zu können, werden ausschließlich PR-Instrumente aus dem us-amerikanischen und englischen Gesundheitsmarkt genauer betrachtet. Um aussagefähige Thesen aufzustellen werden jeweils 2 amerikanische und 2 englische PR-Instrumente vorgestellt.

5.1 Nursing home compare (USA)

Medicare.gov bietet ähnlich der deutschen Weissen Liste einen Vergleich und eine Suche nach verschiedenen Kriterien an.

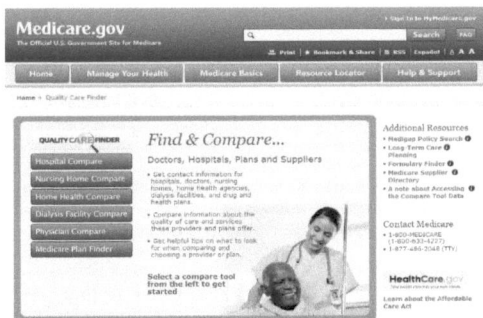

Abb. 4: Medicare.gov

Angeboten werden u. a. die Suche nach Krankenhäusern, nach häuslicher Betreuung, nach Dialyse-Zentren, Ärzten und eben nach Pflege- und Altersheimen, den „Nursing Home Compare". Die gesammelten Daten erscheinen von ihrer Menge her gewaltig, aufgrund der Menge verfügen sie mit Sicherheit über eine große Aussagefähigkeit, ob sie allerdings dem Verbraucher bei der Suche nach dem passgenauen Angebot helfen, bleibt zu bezweifeln. „*Grundlage für die Berichte ist zum einen die Online Survey, Certification, and Reporting Datenbank (OSCAR), die Daten zu den letzten drei staatlichen Qualitätskontrollen und Überprüfungen von Beschwerden umfasst.*"[28] Darüber hinaus müssen die Einrichtungen die Daten zu ihren Klienten regelmäßig an die Minimum Dataset Repository (MDS) Datenbank übermitteln, „*z. B. Gesundheitsstatus, Gewichtsveränderungen, Diagnosen, Druckgeschwüre, Verhaltensmuster, Behandlungsmethoden*"[29]. Dieses Verfahren wird jedoch kritisch gesehen, da „*Einrichtungen hoher Qualität tendenziell eher dazu bereit sind, auch negative Ergebnisse zu berichten, besteht die Gefahr, dass sie zum Teil schlechter abschneiden als Einrichtungen, die diese Ergebnisse nicht offenlegen*[30].

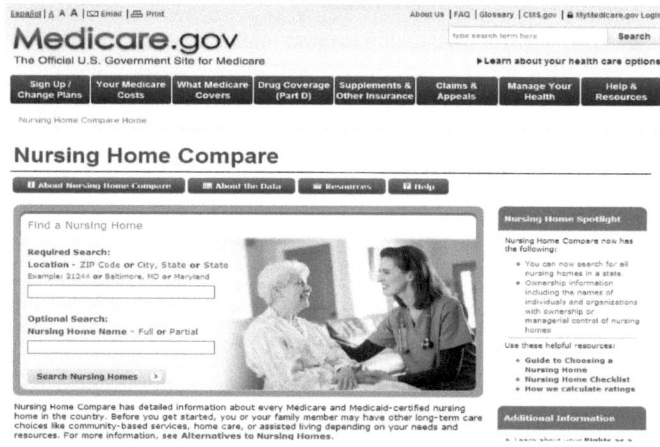

Abb. 5: Internetangebot von Nursing Home Compare

---

[28] Henkel, Melanie, Diplomarbeit, Qualitätsberichte in der stationären Altenpflege, Ruhr-Universität Bochum Fakultät für Sozialwissenschaft, Bochum 2008, http://www.careeffects.de/pdf/Qualitaetsberichte_in_der_Altenpflege.pdf (abgerufen am 14.02.2013)

[29] ebenda

[30] ebenda

21.02.2013

Ähnlich der Weissen Liste aus Deutschland beginnt die Suche nach der Eingabe einer Postleitzahl, alternativ auch nach dem Namen der Einrichtung.

In der Trefferliste sind einzelnen Einrichtungen verlinkt. Im Eintrag zur gewählten Einrichtung ist im Überblick die Gesamtbewertung aufgeschlüsselt nach Prüfungsergebnissen, den Mitarbeitern und den Qualitätsmerkmalen erkennbar. In einem eigenen Reiter sind eventuelle Sanktionen (Bußgelder) der letzten drei Jahre aufgelistet.

Unterschiede zu dem deutschen Reporting finden sich allerdings in den Bewertungskriterien. So gibt es 16 Qualitätsindikatoren, die Qualität wird nach Sternen (eins bis fünf) bewertet, die Personalausstattung wird nach Ausbildung und Beschäftigungsdauer kategorisiert und die Ergebnisse von Qualitätsprüfungen fließen mit ein. Letztendlich werden eventuelle Bußgelder und Ordnungsmaßnahmen berücksichtigt.

In Berlin fand im September 2012 eine internationale Fachtagung zum Thema „Indikatoren für Ergebnisqualität in der stationären Pflege" statt. In seinem Vortrag berichtete Dr. Michael Simon vom Centre for Innovation Leadership in Health Sciences, University of Southampton, über die Ziele der Qualitätsindikatoren von Nursing Home Compare. Die Informationen über die Pflegequalität dienten den Angehörigen zur Wahl der entsprechenden Einrichtung, um mit dem *Personal die Qualität zu diskutieren (und) [...] um Einrichtungen bei der Verbesserung der Pflegequalität zu unterstützen*"[31]. Die USA hätten mehr als 20 Jahre Erfahrung in der Qualitätsbeurteilung.

Die Kriterien zur Qualitätsbeurteilung basieren allerdings vor allem auf den Strukturdaten der Einrichtungen, die Pflegequalität konzentriert *„sich primär auf die medizinische Ergebnisqualität und Pflegemängel"*[32].

---

[31] Simon, Dr. Michael, Vergleichende Darstellung der internationalen Qualitätsmessung in der Langzeitpflege, Vortrag bei der Fachtagung Indikatoren für Ergebnisqualität in der stationären Pflege, Berlin, 2012,
http://www.bagfw-qualitaet.de/uploads/media/2012-09-11_E_Vortrag_Simon.pdf, (abgerufen am 14.02.2013)

[32] Henkel. M.

21.02.2013

5.2 New York State Cardiac Surgery Reporting System (USA)

Nach dem Krankenhausreport 2004 gehört das schon 1989 eingeführte New York State Cardiac Surgery Reporting System (CSRS) zu den am besten untersuchten Reportinginitiativen.

Das System des US-Bundesstaates New York *„veröffentlicht für jedes Krankenhaus und jeden Herzchirurgen alljährlich risikoadjustierte Mortalitätsdaten für Koronare Bypass-Chirurgie"*[33]. Schwachstellen muss jedes Krankenhaus selbst analysieren und beseitigen. Beim Start erregte das Angebot Aufsehen, denn Kliniken, deren Mortalitätsraten signifikant höher als der Durchschnitt lagen, weckte nicht nur das Interesse der Behörden, sondern auch der Medien. Die Daten ergaben, dass Herzchirurgen mit weniger Bypass-Operationen eine signifikant höhere Sterblichkeit zu verzeichnen hatten, als solche mit einem *„höheren Volumen"*[34].

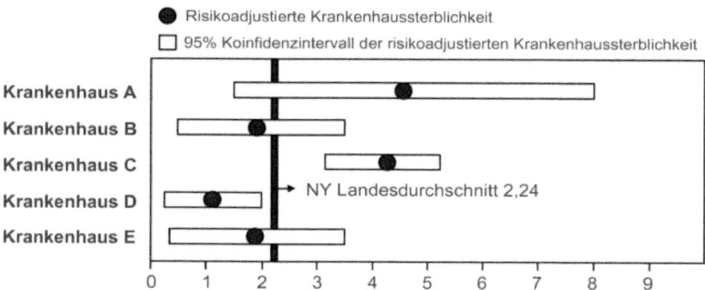

Abb. 6: Krankenhaussterblichkeit NY 2002, nach Krankenhausreport 2004

Hier kann der Vergleich von Qualität direkt zur Rettung von Menschenleben führen. Nach nur wenigen Jahren dieses Qualitätsvergleichs war jedoch ein Unterschied in der Mortalitätsrate nicht mehr nachzuweisen, wobei offensichtlich Qualitätsmaßnahmen zur Verbesserung der Situation beigetragen hatten.

Neben diesen großen Erfolgen des CSRS gibt es auch Schwächen des Systems. Es konzentrierte sich vor allem auf die Einrichtungen, die deutlich von

---

[33] Krankenhausreport 2004

[34] ebenda

21.02.2013

der Norm abwichen. Kliniken „*mit nur leicht unterdurchschnittlicher Leistung wurde wenig Aufmerksamkeit geschenkt [...] die Veröffentlichung von Leistungsdaten*"[35] führte auch nicht zur Kanalisierung der Patientenströme.

5.3 iWantGreatCare (UK)

Einen anderen Weg wählt www.iwantgreatcare.rog aus Großbritannien. Diese Initiative basiert vorwiegend auf der Bewertung der Verbraucher und fällt deshalb etwas aus dem Rahmen der auf Qualitätskriterien beruhenden Angebote anderer Länder oder auch Deutschlands. Hierzulande gibt es ähnliche Angebote.

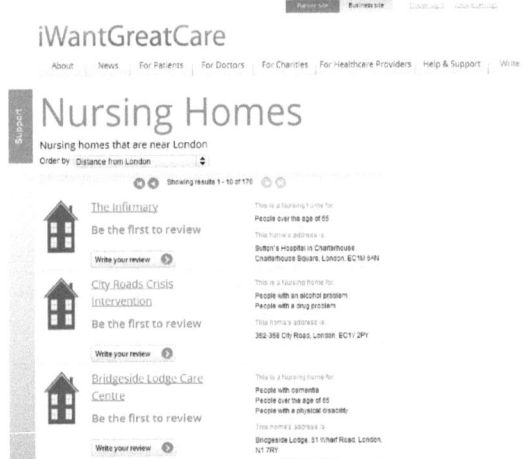

Abb. 7: iwantgreatcare.org

Gegründet von dem nicht mehr praktizierenden Arzt Neil Bacon aus Oxford können Patienten Ärzte bewerten, ob der Arzt sich Zeit genommen hat, ob sie ihm vertraut haben und ob sie ihn weiterempfehlen könnten. „*Die Bewertung erfolgt auf einer Skala von 0 bis 100 Prozent.*"[36] Die Patienten können auch einen Kommentar abgeben, deren Zahl allerdings begrenzt ist, das wird durch die Speicherung der IP-Adresse des Nutzers sichergestellt.

Allerdings beruhen die Beurteilungen auf den subjektiven Bewertungen der Patienten. Das Angebot selbst behauptet von sich, durch die Rückmeldungen von Patienten das Gesundheitswesen in Großbritannien zu verbessern, es sei unabhängig, einfach zu bedienen und absolut vertraulich, also trans-

---

[35] ebenda

[36] Wirbel um Ärztebewertungsportal in Großbritannien, http://www.golem.de/0807/61045.html (abgerufen am 19.02.2013)

parent und offen. Keine Meinungsäußerung würde bearbeitet oder gefiltert. Die Seite wirbt damit, dass die Einträge zwar freigeschaltet werden müssten, allerdings solle das in weniger als 90 Sekunden geschehen und dann sofort veröffentlicht werden.[37]

5.4 NHS Choices (UK)

Diese größte britische Gesundheits-Website will mit dem Informations-Service den Verbrauchern die Kontrolle über ihre Gesundheit geben.[38] Das Internetangebot bietet nicht nur eine Suche (und Bewertung) von Ärzten und Einrichtungen an, sondern unterstützt auch mit Rat bei Fragen zum Lebensstil, wie Rauchen, Trinken und Bewegung.

Die häufig anzutreffenden Befürchtungen, die meisten Patientenmeinungen wären negativ, wurde bei diesem Angebot von Forschern von der London School of Economics untersucht. Sie befragten zufällig ausgewählte Einwohner, von denen nur 15% das Angebot kannten. Dann suchten die Forscher Personen, die bereit waren, NHS Choices nach Aufklärung über das Angebot zu nutzen. Die anschließende Auswertung ergab, dass besonders diejenigen einen Kommentar auf der Website hinterließen, die Positives zu berichten hatten. *„Ihr Arzt habe sich für sie Zeit genommen, er könne ihnen gut zuhören."*[39] Die *„Übereinstimmung zwischen beiden sei »ein Indikator dafür, ob der Patient das Internet zu medizinischen Zwecken nutzt«. Die Online-Kommentare drücken zudem sowohl Autonomie als auch medizinisches Interesse aus"*.[40] Bewertungen im Internet trübten also nicht *„das Verhältnis zwischen Arzt und Patienten."*[41]

---

[37] https://www.iwantgreatcare.org/en/information/for-patients (abgerufen am 19.02.2013)

[38] About us,
http://www.nhs.uk/aboutNHSChoices/aboutnhschoices/Aboutus/Pages/Introduction.aspx (abgerufen am 19.02.2013)

[39] Patienten meckern nur selten im Netz,
http://www.aerztezeitung.de/praxis_wirtschaft/praxisfuehrung/article/827594/arztbewertung-patienten-meckern-nur-selten-netz.html (abgerufen am 19.02.2013)

[40] ebenda

[41] ebenda

21.02.2013

Von Januar 2009 bis Dezember 2010 sind die über 10.000 Patientenbewertungen auf NHS Choices mit *„sieben »objektiven« klinischen Ergebnisqualitätsindikatoren (z. B. neben mehreren Mortalitätsindikatoren die Rate der MRSA- und Clostridium difficile-Infektionen)"*[42] verglichen worden. worden. In Kürze das Wichtigste:

68% aller Patienten sprechen sich positiv über das Krankenhaus aus. Diese positiven Empfehlungen korrelierten mit den erhobenen Sterblichkeitsraten in diesen Kliniken und der niedrigen Wiedereinweisungsrate.

Die Verbraucher vergaben auf NHS Choices Noten von eins (dreckig) bis fünf (sehr sauber) für die Sauberkeit der Einrichtung. *„Der Durchschnittswert betrug 3,6"*[43]. Der Vergleich zu den Ergebnisqualitätsindikatoren zeigte auch hier eine Korrelation zwischen der Notenvergabe und den ermittelten MRSA-Infektionen.

6 Vergleichende Betrachtung der verschiedenen internationalen PR-Instrumente

Die „Pflegenoten" stehen ob ihrer Systematik und Kriterien in Kritik. Das Verfahren und die Unabhängigkeit der Begutachter wird angezweifelt.

Diese Zweifel treffen auch auf die „Weissen Liste" zu. Hier stammen die Daten „nur" aus den Qualitätsberichten der Einrichtungen. Dazu fließen Patientenmeinungen ein.

Das us-amerikanische Nursing Home Compare verfügt über einen hohen Datenbestand, diese Informationsmenge kann Verbraucher überfordern. Der Vergleich der Einrichtungen selbst erscheint problematisch, wenn hochqualitative Häuser eher bereit sind, Negatives zu berichten, als andere. Darüber hinaus werden vorwiegend Strukturdaten ausgewertet, die Lebensqualität der Patienten und Kunden bleibt unberücksichtigt.

---

[42] „Schwarm-Weisheit" im Gesundheitswesen,
http://www.forum-gesundheitspolitik.de/artikel/artikel.pl?artikel=2083 (abgerufen am 16.02.2013)

[43] ebenda

21.02.2013

NHS Choices aus Großbritannien bietet gute Informationen. Allerdings konzentriert es sich vor allem auf Einrichtungen, die von der Norm abweichen. Die Veröffentlichung der Leistungsdaten führte auch nicht zur Lenkung der Patientenströme.

iWantGreatCare fällt in dieser Untersuchung etwas aus dem Rahmen, da es sich auf die Patientenbewertungen stützt, die allerdings, das hat die Arbeit gezeigt, sich durchaus zur Beurteilung der Qualität eignen. Vorteilhaft ist hier die Übersichtlichkeit der Informationen.

7 Optimierungsansätze der deutschen PR-Instrumente

2011 veranstaltete der Deutsche Verein für private und öffentliche Fürsorge e.V. in Berlin eine Tagung „Ergebnis- und Lebensqualität in der Pflege".

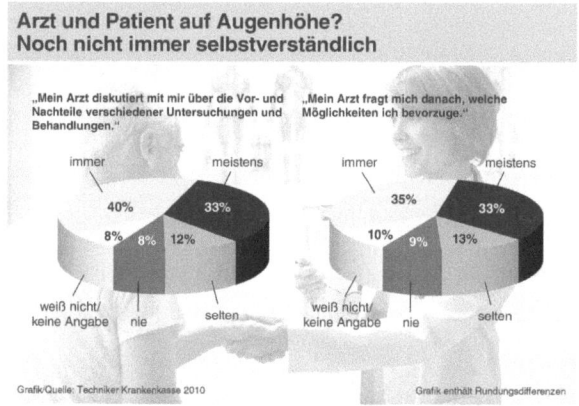

Abb. 8: Arzt und Patient auf Augenhöhe[44]

Das Gesundheitsministerium hatte auf Initiative der Bundesarbeitsgemeinschaft der Freien Wohlfahrtspflege ein Projekt gefördert, mit dem *„belastbare Indikatoren für die Messung von Ergebnis- und Lebensqualität in Einrichtun-*

---

[44] http://www.tk.de/tk/fotos-und-grafiken/grafiken/patientenzufriedenheit/224844(abgerufen am 20.02.2013)

21.02.2013

gen der stationären Altenhilfe[45]" erarbeitet werden sollten. Auf der Tagung wurden die Ergebnisse aus dem Projekt vorgestellt. Prof. Martina Hasseler von der Universität Oldenburg, die sich schwerpunktmäßig mit Pflegewissenschaften beschäftigt, zog auf der Tagung wichtige Schlüsse:

Der Begriff „Qualität" bzw. bzw. „Pflegequalität" sei *vielfältig, multidimensional und abhängig von der Perspektive*"[46] dessen, der den Begriff *„im Kontext der Pflegeversorgung*"[47] definiert. Die Transparenz der Qualitätsberichte müsse gesteigert werden, ohnehin fehle es an einem allgemeingültigen Konsens zum Begriff Qualität. Die vorhandenen Messinstrumente seien nicht passgenau und nicht nach wissenschaftlichen Erkenntnissen validiert. Im internationalen Bereich dominiere der Fokus auf Risikobereiche, Umwelt- und soziale Faktoren müssten stärker berücksichtigt werden. Prof. Hasseler stellt generell in Frage, dass die verwendeten *„Indikatoren Ergebnisse und Prozesse der Pflege in Qualität darstellen*".[48] Die Indikatoren sollten von den Verbrauchern getestet werden, um ihre Akzeptanz in der Zielgruppe zu steigern. Nicht nur Risikobereiche sollten berücksichtigt werden, sondern *„auch positive Aspekte wie Verpflichtung zur Vermeidung von Freiheitsentziehung (Heime ohne freiheitsentziehende Maßnahmen)*".[49]

Die Qualitätsberichte der Einrichtungen sollten an Bedeutung gewinnen und müssen so gestaltet werden, *„dass diese das enthalten, was die Verbraucher wissen wollen*"[50] und verständlich sind *„(Menge der Informationen, Sprache etc.)*".[51] Die Patienten sollten mit diesen Informationen in die Lage versetzt werden, zwischen den Einrichtungen vergleichen zu können, wobei berücksichtigt werden muss, dass zum Beispiel ältere Menschen eine andere Herangehensweise an Problemlösungen haben. Die Veröffentlichungen sollten

---

[45] Perspektiven der Qualitätsberichter-Stattung in der Pflege vor dem Hintergrund internationaler Erfahrungen/Entwicklungen,
http://www.deutscher-verein.de/03-events/2011/materialien/dokumentation_f_422-11/F%204 22-11%20Vortrag%20Prof_Hasseler.pdf (abgerufen am 16.01.2013)

[46] ebenda

[47] ebenda

[48] ebenda

[49] ebenda

[50] ebenda

[51] ebenda

21.02.2013

auch *„sowohl analytische wie intuitive Denkmethoden berücksichtigen".*[52] Die Menge an Informationen müsse an die Zielgruppe angepasst werden, im besten Fall soll sie der Nutzer selbst steuern können.

Das grundlegendste Problem heute besteht wohl darin, dass es nicht nur in Deutschland sondern auch weltweit *„an einem einheitlichen Verständnis des Begriffes Qualität"*[53] fehlt.

8 Zusammenfassung und Ausblick

Die Autoren der Studie zu NHS Choices folgern: *„Patientenbewertungen auf einer elektronischen Plattform »may be a more useful tool than previously considered for both patients and health care workers.« Und: »If patients are making choices based on this informations, they can be reassured that the ratings are not entirely misleading and may be providing relevant information about health care quality.«"*[54]

Das ist ein weiterer Hinweis darauf, dass subjektive Einschätzungen ebenfalls einen guten und objektiv messbaren Bewertungsmaßstab für Qualität darstellen.

---

[52] ebenda

[53] Vortrag Prof. Hasseler
http://www.deutscher-verein.de/03-events/2011/materialien/dokumentation_f_422-11/F%204 22-11%20Vortrag%20Prof_Hasseler.pdf (abgerufen am 17.02.2013)

[54] „Schwarm-Weisheit" im Gesundheitswesen,
http://www.forum-gesundheitspolitik.de/artikel/artikel.pl?artikel=2083 (abgerufen am 17.02.2013)

21.02.2013

III Literaturverzeichnis

Becker, U.; Ross, F.; Sichert, M. (Hrsg.). Wahlmöglichkeiten und Wettbewerb in der Krankenhausversorgung. Steuerungsinstrumente in Deutschland, den Niederlanden, der Schweiz und den USA im Rechtsvergleich. Baden-Baden: Nomos 2010.

Bentele, G.; Fröhlich, R.; Szyszka, P. (Hrsg.) (2008): Handbuch der Public Relations. Wissenschaftliche Grundlagen und Berufliches Handeln. Mit Lexikon (2. verb. und erw. Aufl.) Wiesbaden: VS Verlag für Sozialwissenschaften.

Emmert, M. (2008): Pay for Performance (P4P) im Gesundheitswesen. Ein Ansatz zur Verbesserung in der Gesundheitsversorgung. Burgdorf

Emmert, M., Gemza, R., Schöffski, O., Sohn, S. (2011): Public Reporting im Gesundheitswesen: Die Auswirkungen veröffentlichter Qualitätsdaten auf die Patientensteuerung.

Journal

Geraedts, M.; Auras, S.; Hermeling, P.; de Cruppé, W.: Public Reporting – Formen und Effekte öffentlicher Qualitätsberichterstattung. Dtsch med Wochenschr 2009; 134, S06, S. 232-3.

Gerardts, M.; de Cruppé, W.: Wahrnehmung und Nutzen von Qualitätsinformationen durch Patienten. In: Klauber, J.; Geraedts, M.; Wasem, J.; Fiedrich, J. (Hrsg.). Krankenhaus-Report 2011. Schwerpunkt: Qualität durch Wettbewerb. Stuttgart: Schattauer 2011.

Müller, H (2010): Der Stellenwert von Patienteninformation und -kommunikation im Versorgungsmanagement der Gesetzlichen Krankenversicherung. Das Web 2.0 als Infrastruktur zur Mündigkeit in der Gesundheitsversorgung. In: Koch C. (Hrsg.) Achtung: Patient Online! Patient total vernetzt. Wie Internet, soziale Netzwerke und kommunikativer Strukturwandel den Gesundheitssektor transformieren. Wiesbaden.

IV Quellenverzeichnis

Bundesarbeitsgemeinschaft der Freien Wohlfahrtspflege (BAGFW) e.V.
Stand: 2013. URL: http://www.bagfw-qualitaet.de/

Center for Medicare & Medicaid Services (CMS). Stand: 2013. URL:
www.medicare.gov

Department of Health: About us. Stand: 24.08.2011. URL:
http://www.nhs.uk/aboutNHSChoices/aboutnhschoices/Aboutus/Pages/Introd
uction.aspx (abgerufen am 19.02.2013)

Eschbach, R. URL:
http://pflegesachverstaendiger.blogspot.com/2009_06_01_archive.html

Forum Gesundheitspolitik. Argumente und Fakten für eine soziale Gesundheitspolitik. **"Schwarm-Weisheit" im Gesundheitswesen** oder Wie objektiv
sind die Bewertungen unabhängig entscheidender Individuen? Stand:
18.02.2012. URL:
http://www.forum-gesundheitspolitik.de/artikel/artikel.pl?artikel=2083 (abgerufen
am 16.02.2013); **Öffentliche Berichte über Mortalitätsrisiken in Krankenhäusern wirken sich nicht oder nur mäßig auf Risikoentwicklung aus**.
Stand: 28.03.2012. URL:
http://www.forum-gesundheitspolitik.de/artikel/artikel.pl?rubrikartikel=1122

Hassler, Dr. M.: Publikationen. Stand: 2011. URL:
http://martinahasseler.com/veroeffentlichungen.html (abgerufen am
16.02.2013)

Hassler, Dr. M.: Perspektiven der Qualitätsberichter-Stattung in der Pflege
vor dem Hintergrund internationaler Erfahrungen/Entwicklungen. Stand:
2011. URL:
http://www.deutscher-verein.de/03-events/2011/materialien/dokumentation_f

_422-11/F%20422-11%20Vortrag%20Prof_Hasseler.pdf (abgerufen am 16.02.2013)

Henkel, M.: Qualitätsberichte in der stationären Altenpflege. Ruhr-Universität Bochum Fakultät für Sozialwissenschaft. Stand: 2008. URL: http://www.careeffects.de/pdf/Qualitaetsberichte_in_der_Altenpflege.pdf (abgerufen am 14.02.2013)

iWGC Limited: Your review of doctors, dentists and hospitals can improve healthcare. URL: https://www.iwantgreatcare.org/en/information/for-patients (abgerufen am 19.02.2013)

Klaß & Ihlenfeld Verlag GmbH: Wirbel um Ärztebewertungsportal in Großbritannien,Stand: 2008. URL: http://www.golem.de/0807/61045.html (abgerufen am 19.02.2013)

Klie, Prof. Dr. T.: Nein zu Pflege-Noten. Stand: 32.03.2011. URL: http://www.moratorium-pflegenoten.de/index.php/moratorium (abgerufen am 18.02.2013)

Klusen, N.; Meusch, A.; Piesker, J.: „Pay for Performance – weder Königs- noch Holzweg". URL: http://www.andreas-meusch.de/resources/Nomos31_p4p.pdf (abgerufen am 17.01.2013)

Kuratorium Deutsche Altershilfe e.V.: KDA warnt vor Fehlentwicklungen in der Pflege. Stand: 13.07.2010. URL: http://www.kda.de/news-detail/items/kda-warnt-vor-fehlentwicklungen-in-der-pflege.html (abgerufen am 16.02.2013)

Oberhofer, E.: Patienten meckern nur selten im Netz. Stand: 13.12.2012. ÄrzteZeitung. URL:
http://www.aerztezeitung.de/praxis_wirtschaft/praxisfuehrung/article/827594/arzt
bewertung-patienten-meckern-nur-selten-netz.html (abgerufen am 19.02.2013)

Schwartze, Dr. D. M.: „Eignung von Qualitätsindikatoren und grafischen
Qualitätsvergleichen für eine informierte Krankenhauswahl". Medizinische
Fakultät der Heinrich-Heine-Universität Düsseldorf. Stand: 2007. URL:
http://docserv.uni-duesseldorf.de/servlets/DerivateServlet/Derivate-7888/Diss
Eignung.pdf (abgerufen am 16.02.2013)

Simon, Dr. M.: Vergleichende Darstellung der internationalen Qualitätsmessung
in der Langzeitpflege. University of Southampton. Stand: 11.09.2012. URL:
http://www.academia.edu/1983368/Vergleichende_Darstellung_der_internationa
len_Qualitatsmessung_in_der_Langzeitpflege (abgerufen am 14.02.2013)

Sozialgesetzbuch (**SGB**) Fünftes Buch (**V**) - Gesetzliche Krankenversicherung.
Stand: 20.12.2012. URL:
http://www.gesetze-im-internet.de/sgb_5/BJNR024820988.html

Spitzenverband Bund der Krankenkassen: Pflegenoten. URL:
http://www.gkv-spitzenverband.de/pflegeversicherung/qualitaet_in_der_pflege/p
flegenoten/pflegenoten.jsp (abgerufen am 13.02.2013); **Qualität in der Pflege.
Expertenstandards nach § 113 a SGB XI.** URL:
http://www.gkv-spitzenverband.de/pflegeversicherung/qualitaet_in_der_pflege/q
ualitaet_in_der_pflege.jsp; **Fragen und Antworten
zu den Pflegenoten - Heime.** Stand: 2009. URL:
http://www.gkv-spitzenverband.de/media/dokumente/presse/pressemitteilungen/
2009/Fragen_und_Antworten_zu_den_Pflegenoten_6720.pdf

Spitzenverband Bund der Krankenkassen und Pflegekassen. Mehr Transparenz in der Pflegequalität. Stand: 02.03.2009. URL:

http://www.pflegenoten.de/GemPM_20090302.gkvnet (abgerufen am 18.02.2013)

Techniker Krankenkasse. Patientenzufriedenheit. Stand: 2010. URL: http://www.tk.de/tk/fotos-und-grafiken/grafiken/patientenzufriedenheit/224844 (abgerufen am 20.02.2013)

Weisse Liste gGmbH. URL: http://www.weisse-liste.de/barrierefreiheit.4076.de.html (abgerufen am 13.02.2013)

Wissenschaftliche Institut der AOK. Klauber, J; Robra, B-P und Schell-schmidt, H.: Krankenhausreport 2004. Zusammenfassungen. Stand: 2005: URL: http://www.wido.de/fileadmin/wido/downloads/pdf_krankenhaus/wido_kra_kh r04zusammenf_1004.pdf (abgerufen am 16.02.2013)

BEI GRIN MACHT SICH IHR
WISSEN BEZAHLT

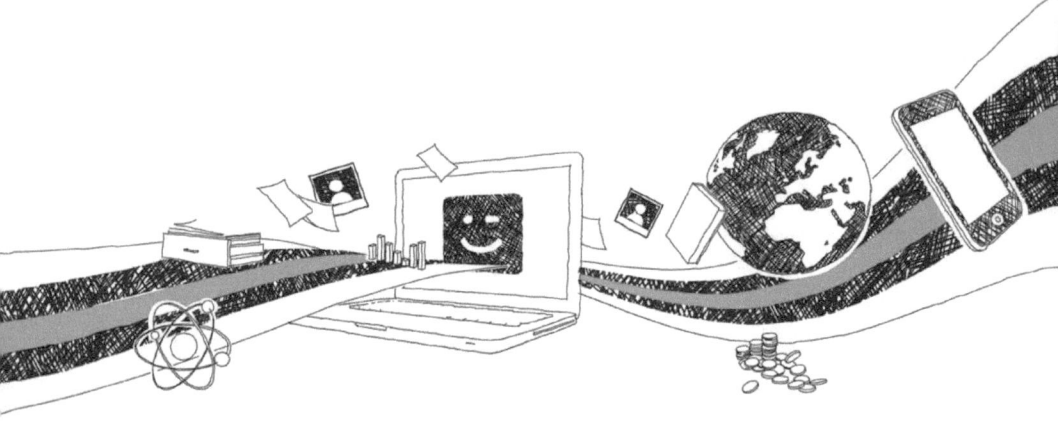

- Wir veröffentlichen Ihre Hausarbeit,
  Bachelor- und Masterarbeit

- Ihr eigenes eBook und Buch -
  weltweit in allen wichtigen Shops

- Verdienen Sie an jedem Verkauf

Jetzt bei www.GRIN.com hochladen
und kostenlos publizieren

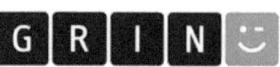